Die vollständige Mittelmeer-Diät für Anfänger auf Deutsch/ The complete Mediterranean diet for beginners in German

CHARLIE MASON

Das folgende Buch wird mit dem Ziel wiedergegeben, möglichst genaue und zuverlässige Informationen zu liefern. Unabhängig davon kann der Kauf dieses eBooks als Zustimmung zu der Tatsache gesehen werden, dass sowohl der Herausgeber als auch der Autor dieses Buches in keiner Weise Experten für die darin diskutierten Themen sind und dass alle Empfehlungen oder Vorschläge, die hier gemacht werden, nur der Unterhaltung dienen. Fachleute sollten bei Bedarf konsultiert werden, bevor eine der hierin befürworteten Maßnahmen durchgeführt wird.

Diese Erklärung wird sowohl von der American Bar Association als auch von der Committee of Publishers Association als fair und gültig erachtet und ist in den gesamten Vereinigten Staaten rechtsverbindlich.

Darüber hinaus wird die Übertragung, Vervielfältigung oder Reproduktion eines der folgenden Werke einschließlich spezifischer Informationen als illegale Handlung angesehen, unabhängig davon, ob sie elektronisch oder in gedruckter Form erfolgt. Dies gilt auch für die Erstellung einer sekundären oder tertiären Kopie des Werkes oder einer aufgezeichneten Kopie und ist nur mit ausdrücklicher schriftlicher Zustimmung des Verlegers gestattet. Alle weiteren Rechte vorbehalten.

Die Informationen auf den folgenden Seiten werden weitgehend als wahrheitsgemäße und genaue Darstellung von Tatsachen angesehen, und als solche wird jede Unaufmerksamkeit, jeder Gebrauch oder Missbrauch der betreffenden Informationen durch den Leser dazu führen, dass alle daraus resultierenden Handlungen ausschließlich in seinen Zuständigkeitsbereich fallen. Es gibt keine Szenarien, in denen der Herausgeber oder der ursprüngliche Autor dieses Werkes in irgendeiner Weise als haftbar für irgendwelche Härten oder Schäden angesehen werden kann, die ihnen nach der Durchführung der hier beschriebenen Informationen widerfahren könnten.

Darüber hinaus dienen die Informationen auf den folgenden Seiten nur zu Informationszwecken und sollten daher als universell angesehen werden. Wie es sich für sie gehört, werden sie ohne Gewähr für ihre verlängerte Gültigkeit oder vorläufige Qualität präsentiert. Erwähnte Marken werden ohne schriftliche Zustimmung verwendet und können in keiner Weise als Unterstützung des Markeninhabers angesehen werden.

Inhaltsverzeichnis

Kapitel 1: Die Merkmale der Mittelmeerdiät

Die mediterrane Diät bezieht nichts Ausgefallenes oder Kompliziertes in ihre Essgewohnheiten ein, sondern konzentriert sich auf die Grundlagen einer gesunden Ernährung mit einem Schuss Olivenöl und einem oder zwei Gläsern Rotwein als Geschmackszusatz. Im Großen und Ganzen sind die traditionellen Lebensmittel der Mittelmeerländer die Hauptbestandteile der Mittelmeerdiät.

Die Ernährung umfasst viel gesundes Vollkorngetreide, Fisch, Gemüse und Obst, während ungesunde Fette und verarbeitete Lebensmittel eingeschränkt werden. Während all dies als Teil vieler gesunder Diäten bezeichnet werden kann, gibt es Variationen in der Mittelmeerdiät, die besonders für diejenigen, die mit einem erhöhten Risiko für Herzkrankheiten zu tun haben, einen Unterschied machen können.

Entscheidende Komponenten

Im Allgemeinen legt die Mittelmeerdiät den Schwerpunkt auf den regelmäßigen Verzehr von pflanzlichen Nahrungsmitteln wie Nüssen, Hülsenfrüchten, Vollkorngetreide, Gemüse und Obst. Sie empfiehlt auch, Butter gegen andere Arten von gesunden Fetten wie Raps oder Olivenöl auszutauschen. Ebenso empfiehlt sie, den Verzehr von Kräutern und Gewürzen zur Aromatisierung von Lebensmitteln zur Gewohnheit werden zu lassen oder sie durch Salz zu ersetzen. In der Regel sollte man nur wenige Male im Monat rotes Fleisch essen, aber Fisch und Geflügel mindestens zweimal pro Woche.

Wenn es um Getreide, Nüsse, Gemüse und Obst geht, sollte die Anzahl der Portionen, die Sie an einem bestimmten Tag anstreben, griechische Werte erreichen. Die Griechen neigen dazu, nur geringe Mengen an rotem Fleisch zu essen, während sie bis zu neun Portionen Gemüse und Obst pro Tag verzehren. Das Getreide in dieser Region ist in der Regel Vollkorn und enthält selten Transfette. Der größte Unterschied zu den Ernährungsgewohnheiten dieser Region und der westlichen Standarddiät besteht darin, dass sie zum Eintauchen des Brotes Olivenöl statt Margarine oder Butter verwenden, die beide gesättigte und Transfette enthalten. Eine weitere Alternative zur Butter zum Dippen ist die Tahini-Sauce.

In der Regel werden Sie zwischen sieben und zehn Portionen Obst und Gemüse pro Tag anstreben wollen. Sie werden sich um qualitativ hochwertiges Vollkornbrot und Getreide bemühen und mehr Nudeln und Vollkornreis in Ihre Ernährung einbauen wollen. Diese Nahrungsmittel sind reich an Antioxidantien und können Ihrem Körper auf vielfältige Weise zugute kommen.

Nüsse sind ein weiterer gängiger Bestandteil der Mittelmeerdiät. Nüsse bestehen zu etwa 80 Prozent aus gesunden Fetten, was sie zu einem großartigen Snack nach dem Training macht. Sie haben jedoch einen extrem hohen Kaloriengehalt, so dass wenig davon große Wirkung hat. Im Allgemeinen sollten Sie sich auf eine oder zwei Handvoll pro Tag beschränken und alles vermeiden, was stark gesalzen oder mit Honig geröstet ist.

Wenn es um den Umgang mit Fett geht, konzentriert sich die Mittelmeerdiät nicht auf die Begrenzung des Gesamtfettkonsums, sondern darauf, gute Fette durch schlechte Fette zu ersetzen. Daher rät die Mittelmeerdiät vom Verzehr von hydrierten Ölen ab, die neben gesättigten Fetten auch Transfette enthalten, die beide bekanntermaßen aktiv zu Herzerkrankungen beitragen.

Die mediterrane Ernährung ist auch für ihren starken Gebrauch von Olivenöl als Hauptfettquelle bekannt. Olivenöl liefert einfaches gesättigtes Fett, eine Fettart, die bekanntermaßen den schlechten Cholesterinspiegel senkt, wenn sie anstelle der traditionelleren trans- oder gesättigten Fette verwendet wird. Natives Olivenöl und natives Olivenöl extra werden oft empfohlen, da sie die am wenigsten verarbeiteten Formen der Substanz sind, was bedeutet, dass sie mehr der nützlichen Pflanzenverbindungen enthalten, die die antioxidative Wirkung erzeugen, welche die Mittelmeerdiät so wirksam macht.

Zusätzlich enthalten mehrfach ungesättigte und einfach ungesättigte Fette, wie sie in Nüssen und Rapsöl vorkommen, eine vorteilhafte Version der Omega-3-Fettsäure, die als Linolensäure bekannt ist. Diese Fettsäure ist dafür bekannt, die Triglyceride zu senken und die Blutgerinnung zu vermindern, und ist im Allgemeinen mit einem geringeren Risiko für einen Herzinfarkt verbunden. Ebenso sind fetthaltige Fische wie Lachs, Thunfisch, Weißer Thun, Sardinen, Hering, Seeforelle und Makrele als große Quellen von Omega-3-Fettsäuren bekannt, und es wird vermutet, dass der starke Fischkonsum einer der Gründe für die insgesamt so effektive Ernährung ist. Es sollte selbstverständlich sein, dass Sie den Fisch auf die gesündeste Art und Weise zubereiten wollen, und dass kein Frittieren erlaubt ist.

Schließlich wird zwar Wein nicht als obligatorischer Bestandteil der Ernährung angesehen, aber der regelmäßige und moderate Konsum von Alkohol ist bekanntermaßen aus einer Reihe von Gründen vorteilhaft. Die durchschnittliche mediterrane Ernährung umfasst im Allgemeinen etwa 140ml Wein pro Tag für Frauen und 280ml für Männer unter 65 Jahren. Wenn Sie eine familiäre oder persönliche Vorgeschichte mit Alkoholmissbrauch oder Leber- oder Herzkrankheiten haben, wird Ihnen dringend empfohlen, den Wein nicht auf den Speiseplan zu stellen.

Kapitel 2: Gründe, die mediterrane Ernährung zu wählen

Niedriger Gehalt an Zucker und verarbeiteten Lebensmitteln: Da die Ernährung in erster Linie aus möglichst naturnahen Zutaten besteht, bedeutet dies, dass die Lebensmittel, die Sie im Rahmen der Mittelmeerdiät verzehren werden, von Natur aus zucker- und gentechnikarm sind und andere unnatürliche Zutaten enthalten, die bekanntermaßen bei regelmäßigem Verzehr so viel Chaos im menschlichen Körper anrichten.

Neben pflanzlichen Nahrungsmitteln fördert die Mittelmeerdiät den Verzehr von kleinen Menge schwererer Mahlzeiten und Fleisch und bevorzugt stattdessen leichtere und gesündere Optionen. Dies führt dann auf natürliche Weise zu einer Gewichtsabnahme und hilft, die Aufnahme von Omega-3-Fettsäuren, die Herzgesundheit und den Cholesterinspiegel zu verbessern.
Fördert die gesunde Gewichtsabnahme: Wenn es darum geht, Gewicht zu verlieren, ohne sich hungrig zu fühlen, ist die Mittelmeerdiät eine gute Möglichkeit, dies zu erreichen. Die Diät hat den Vorteil, dass sie sowohl gesund als auch langfristig nachhaltig ist, d.h. sie ist weniger eine vorübergehende Lösung als vielmehr eine dauerhafte Änderung des Lebensstils. Die Konzentration auf qualitativ hochwertige Proteine bedeutet, dass die Ernährung dazu beitragen kann, dass Sie sich länger satt fühlen, obwohl Sie insgesamt weniger Kalorien verbrauchen, und dass sie zusätzliche Vorteile in Form von Omega-3 und Probiotika bietet.

Darüber hinaus enthalten Milchprodukte, Fisch und rotes Fleisch von Vieh, das mit Gras gefüttert wurde, hohe Mengen anderer gesunder Fettsäuren, die der Körper benötigt, um Ihnen zu helfen, sich satt zu fühlen, den Blutzucker zu kontrollieren, Ihr Gesamtenergieniveau zu erhöhen, Ihre Stimmung zu verbessern und eine moderate Gewichtszunahme zu erreichen. Wenn Sie nach einer vegetarischen oder veganen Option suchen, bietet die Ernährung immer noch viele Proteinoptionen in Form von Vollkorn und Hülsenfrüchten.

Entscheidung für die Herzgesundheit: Studien zeigen, dass das Festhalten an der mediterranen Ernährung, insbesondere an Omega-3-reichen und einfach gesättigten Fettsäuren, die Sterblichkeitsrate bekanntermaßen deutlich senkt, vor allem wenn es um Fragen im Zusammenhang mit Herzkrankheiten geht. Dies ist auf die im Olivenöl enthaltene Linolensäure zurückzuführen, die das Risiko eines Herztodes um bis zu 30 Prozent und das Risiko eines plötzlichen Todes aufgrund eines kardialen Ereignisses um bis zu 45 Prozent senkt.

Darüber hinaus zeigen die Untersuchungen auch, dass, wenn man den Blutdruck derjenigen, die Sonnenblumenöl konsumieren, mit demjenigen derjenigen vergleicht, die hauptsächlich extra natives Olivenöl konsumieren, diejenigen, die das Olivenöl regelmäßig konsumieren, deutlich geringere Ergebnisse haben. Es ist auch als vorteilhaft bekannt, wenn es darum geht, die Auswirkungen von Bluthochdruck zu verringern, da der Körper dadurch mehr Salpetersäure erzeugt, die dem Prozess entgegenwirkt. Ebenso fördert es die Oxidation und verbessert gleichzeitig die Endothelfunktion, was der Erkrankung entgegenwirkt.

Krebsbekämpfung: Die Mittelmeerdiät ist dafür bekannt, dass sie das Wachstum einer Vielzahl von Krebszellen bekämpft, da sie dem Körper eine abgemessene Menge an Omega-3- und Omega-6-Fettsäuren zusammen mit hohen Mengen an Polyphenolen, Antioxidantien und Ballaststoffen zur Verfügung stellt. Da pflanzliche Nahrungsmittel ein Eckpfeiler der Mittelmeerdiät sind, kann man sagen, dass diese Art der Ernährung die DNA selbst vor Schäden schützt, indem sie die Wahrscheinlichkeit von Zellmutationen und Entzündungen verringert, was wiederum das Wachstum von Tumoren verringert. Es gibt auch Studien, die zeigen, dass sich Olivenöl sehr wohl als natürliches Heilmittel für Darm- und Dickdarmkrebs erweisen könnte. Es hat sich gezeigt, dass es die Entwicklung von Krebszellen in diesen Regionen verringert, da es die Entzündung senkt und gleichzeitig die Rate des oxidativen Stresses, dem der Körper ausgesetzt ist, verringert.

Hilft, Diabetes unter Kontrolle zu bekommen: Die Mittelmeerdiät ist dafür bekannt, dass sie bei Krankheiten, die auf chronischen Entzündungen beruhen, wie Typ-2-Diabetes und metabolisches Syndrom, Linderung bringt. Einer der Gründe dafür ist die Tatsache, dass die Ernährung dazu beiträgt, die bei diesen Krankheiten häufig auftretende übermäßige Insulinproduktion zu kontrollieren. Durch die Regulierung des Blutzuckerspiegels mittels einer ausgewogenen Mischung aus Vollwertnahrung mit zuckerarmen Kohlenhydraten, hochwertigen Proteinen und gesunden Fettsäuren ermöglicht die Ernährung dem Körper eine effizientere Fettverbrennung bei gleichzeitiger Erhaltung von mehr Energie.

Verbessert die kognitiven Prozesse: Jüngste Forschungsergebnisse deuten darauf hin, dass sich die Mittelmeerdiät als natürliches Heilmittel sowohl für die Alzheimer-Krankheit als auch für Demenz erweisen könnte. Es ist bekannt, dass diese Arten von kognitiven Störungen auftreten, wenn das Gehirn nicht genügend Dopamin erhält. Glücklicherweise sind gesunde Fette, wie sie in Nüssen und Olivenöl enthalten sind, in Verbindung mit der entzündungshemmenden Wirkung von Obst und Gemüse bekannt dafür, dass sie diese Art von kognitiven Störungen bekämpfen. Dies geschieht, weil die Ernährung dazu beiträgt, den Effekten entgegenzuwirken, die freie Radikale, Toxizität und Entzündung nach längerer Zeit auf das Gehirn haben können.

Kapitel 3: Die kurze Geschichte der Mittelmeerdiät

Die erste Version der Mittelmeerdiät wurde in den 1970er Jahren von Ancel Keys, einem Biologen aus Amerika, und seiner Frau Margaret Keys, einer Chemikerin und seiner Schriftstellerin und Mitarbeiterin, theoretisiert. Sie konnte sich jedoch nicht allgemein durchsetzen, bis sie 1993 vom Europäischen Büro der Weltgesundheitsorganisation und der Harvard School of Public Health auf einer Konferenz in Cambridge, Massachusetts, wieder eingeführt wurde. Auf der Grundlage der Ernährungstraditionen Griechenlands, Kretas und Süditaliens aus der Zeit um 1960 ergab die ursprüngliche Studie, dass die Raten in diesem Bereich bei chronischen Krankheiten zu den niedrigsten der ganzen Welt gehören. Auch die Lebenserwartung des durchschnittlichen Erwachsenen in diesem Gebiet gehörte zu den längsten der Welt, obwohl viele der Menschen in der Region keinen Zugang zu einer zuverlässigen Gesundheitsversorgung hatten.

Der Schlüssel zu dieser Langlebigkeit, so argumentierten die Wissenschaftler, die sie einführten, war, dass die Ernährung den damals etwa 50 Jahre währenden Bemühungen um eine Modernisierung der Ernährung, die damals in vielen Industrieländern stattfand, widerstanden hatte. Diese Modernisierungstendenzen führten tendenziell zu einer Ernährung, die mehr Rindfleisch und andere tierische Produkte enthielt, während gleichzeitig insgesamt weniger Obst und Gemüse und eine viel höhere Konzentration an verarbeiteten Lebensmitteln zu verzeichnen war.

Im Gegenteil, die Ernährung in der betreffenden Region bestand weiterhin hauptsächlich aus Gemüse, Obst, Vollkorn und Fisch, natürlich mit viel Olivenöl und Wein. Andere wichtige Elemente der mediterranen Ernährung, so die Studie, beinhalteten viel tägliche

Bewegung sowie die Praxis, Mahlzeiten in Gruppen zu essen und sich die Zeit zu nehmen, um das Essen vor dem Verzehr mehr zu schätzen. Dies wiederum führt natürlich zu einem gemächlicheren Essenstempo, was bedeutet, dass die Nahrung mehr Zeit hat, den Körper zu durchlaufen, bevor die Mahlzeit beendet ist, was ebenfalls zu kleineren Portionsgrößen führt.

Auch wenn es heute seltsam erscheinen mag, dass Millionäre unermessliche Summen für Delikatessen aus der Dritten Welt bezahlen und Prominente sich von Wasser, Cayennepfeffer und Zitronensaft ernähren, so war doch einer der Hauptgründe, warum die Mittelmeerdiät anfangs nicht ankam, dass sie als eine Diät für die Armen angesehen wurde. Als Keys die erste Studie durchführte, wurde auch Portugal als einer der wichtigsten regionalen Erfindern der Ernährung aufgeführt. Der portugiesische Staatschef wollte jedoch nicht, dass sein Land unter den Ländern aufgeführt wird, die für diese Diät der Armen befragt wurden, so dass das Land aus der Ernährungsbilanz gestrichen wurde.

Kurz nachdem die Diät im Mainstream an Popularität gewonnen hatte, schlossen sich in Barcelona eine Reihe von Unternehmen aus dem Landwirtschafts- und Lebensmittelsektor zusammen, um im Wesentlichen für ihre Marke zu werben und gleichzeitig den Menschen mitzuteilen, dass die Aufgabe der traditionellen Essgewohnheiten ihres Volkes ihnen auf Dauer wenig nützen würde. Aus dieser Gruppe wurde Ende 1995 die Vereinigung zur Förderung der Mittelmeerdiät mit der erklärten Mission, den Konsum traditioneller mediterraner Produkte zum Wohle der Gesundheit aller zu fördern.

Diese Gruppe schloss sich dann 1996 mit einer Reihe anderer, ähnlich ausgerichteter Organisationen zur Gründung der Stiftung für mediterrane Ernährung zusammen. Der Auftrag der Stiftung besteht darin, ein tiefes Verständnis für die Vorteile der Mittelmeerdiät zu fördern, wenn es um gastronomische, kulturelle, historische und gesundheitliche Aspekte geht. Darüber hinaus will die Stiftung wissenschaftliche Erkenntnisse über die Ernährung und die Möglichkeiten, wie sie der Gesundheit der Menschen auf der ganzen Welt zugute kommen kann, verbreiten.

Seit ihrer Gründung hat sich die FDM an einer Vielzahl von Aktivitäten beteiligt, angefangen bei der Verbreitung einer Vielzahl von Forschungsergebnissen durch die Nutzung von zweijährlichen Konferenzen, die während großer internationaler Lebensmittelausstellungen stattfinden. Auf der Alimentaria-Konferenz 1996 wurde die Erklärung von Barcelona über die Mittelmeerdiät vom FDM, dem Stadtrat von Barcelona, der Abteilung Fisch und Ernährung, dem spanischen Landwirtschaftsministerium und der Ernährungs- und Landwirtschaftsorganisation unterzeichnet. Im selben Jahr wurde der Grande Covian Preis eingeführt, um Fachleute zu würdigen, die einen großen Beitrag zur Erforschung der Mittelmeerdiät geleistet haben.

Seit Beginn der 00er Jahre verleiht die FDM auch Ehrendiplome an Personen, die bewiesen haben, dass sie sich durch ihren Beitrag im sozialen und kulturellen Bereich bei der Förderung der Mittelmeerdiät und der mediterranen Kultur auszeichnen. Zu den bisher auf diese Weise anerkannten Personen gehören Juan Antonio Corbalán, Bigas Luna, Joan Manuel Serrat, Georges Moustaki und der großartige Ferran Adrià. Diese Auszeichnungen werden während jeder zweijährlichen Konferenz gleichzeitig mit dem Grande Covian verliehen. Die Gruppe ist ebenfalls eine Partnerschaft mit dem FOOD-Programm eingegangen, das sich für die Beeinflussung von Ernährungsumstellungen am Arbeitsplatz einsetzt und speziell auf Gewohnheiten und Lebensstile abzielt, die bekanntermaßen direkt zu Übergewicht führen.

Kapitel 4: Die Ernährungspyramide im Mittelmeerraum

Die Mittelmeer-Diät-Pyramide wurde zur gleichen Zeit entwickelt und veröffentlicht, als die Mittelmeer-Diät in den 1990er Jahren erneut der Öffentlichkeit vorgestellt wurde. Sie fasst die Art und Weise zusammen, in der die Diät darauf hinweist, dass die Anhänger ihre Essgewohnheiten aufbrechen und es einfacher machen, die Art der Lebensmittel zu bestimmen, die man täglich essen sollte. Die Pyramide ist, was nicht überrascht, auch eng mit den Olivenanbaugebieten im Mittelmeerraum verbunden. Die mediterrane Ernährungspyramide ist in Monats-, Wochen- und Tageseinheiten unterteilt, enthält aber keine Angaben zu den Portionsgrößen, abgesehen davon, dass sie besagt, Mahlzeiten in angemeßenen Portionen zu verzehren.

Die ursprüngliche mediterrane Ernährungspyramide wurde auf der Grundlage der damals aktuellen Ernährungsforschung als Mittel zur Darstellung einer abgerundeten mediterranen Ernährung geschaffen. Sie empfahl zu jeder Mahlzeit Kartoffeln, Getreide, Bulgur, Polenta, Couscous, Reis, Nudeln und Brot. Obst, Gemüse und Olivenöl wurden täglich empfohlen, zusammen mit kleineren Mengen Joghurt und Käse. Fisch und Geflügel wurden einige Male in der Woche empfohlen, Süßigkeiten und rotes Fleisch nur wenige Male im Monat. In Maßen wurde auch Rotwein empfohlen. Im Jahr 2000 wurde eine neue Schicht am unteren Ende der Pyramide hinzugefügt, um dem Bedarf an täglicher Bewegung Rechnung zu tragen, da sich die Befürchtungen über eine landesweite Adipositas-Epidemie erstmals bewahrheiteten. Während die ursprüngliche Grafik nur aus einfachen Worten bestand, wurde die Pyramide bald mit verschiedenen Grafiken aktualisiert, um sicherzustellen, dass die Nahrungsmittel auf jeder Ebene deutlich dargestellt werden.

Während die Grafiken im Laufe der Jahre aktualisiert wurden, blieb die der Mittelmeer-Diät-Pyramide zugrunde liegende Wissenschaft in den nächsten fünfzehn Jahren gleich. Für die diesjährige Mittelmeer-Diät-Konferenz beschlossen die Harvard-Wissenschaftler jedoch, die Pyramide aufgrund der ernährungswissenschaftlichen Erkenntnisse zu überprüfen, die in den vorangegangenen anderthalb Jahrzehnten der akademischen Forschung ans Licht gekommen waren. Eine der größten Veränderungen der Pyramide zu dieser Zeit war das Hinzufügen von Gewürzen und Kräutern als Ersatz für Salz, wenn es darum geht, den Geschmack zu maximieren. Sie dient auch dazu, die Pyramide genauer zu machen, da diese Gewürze und Kräuter wesentlich zur nationalen Identität vieler der Gerichte beitragen, die ein Kernstück der mediterranen Ernährung sind.

Darüber hinaus änderten die Wissenschaftler die Platzierung von Fisch auf der Pyramide und fügten der Liste auch Schalentiere hinzu, wobei sie feststellten, dass die Erhöhung auf mindestens zweimal pro Woche besser dazu dienen würde, die Vorteile hervorzuheben, die sich ergeben, wenn Omega-6-Fettsäuren und Omega-3-Fettsäuren in einem ausgewogenen Verhältnis zueinander stehen. Es wurde auch ein Beirat einberufen, der bei mehreren anderen Aspekten der Ernährungspyramide im Mittelmeerraum zu einem Konsens kam. Diese Veränderungen konzentrierten sich in erster Linie darauf, Olivenöl, Oliven, Samen, Hülsenfrüchte, Nüsse, Getreide und Gemüse in einer einzigen Gruppe zusammenzufassen, um deutlich zu machen, dass sie alle auf derselben Seite stehen, wenn es um den gesundheitlichen Nutzen geht. Ziel dieser Änderung war es auch, zusätzliche Aufmerksamkeit auf die Schlüsselrolle zu lenken, die diese Nahrungsmittel im gesundheitsfördernden Ernährungsmuster spielen sollten und all diese Punkte auf eine gleiche Grundlage zu stellen.

Diese Aktualisierung der Bedingungen der Pyramide führte 2009 zu einer visuellen Aktualisierung mit Hilfe des Künstlers George Middleton. Er schuf eine völlig neue Grafik zur Darstellung der Pyramide, die, die nach Meinung der Experten derzeit effektivste Gruppierung von Lebensmitteln, widerspiegelt. Die Pyramide zeigt nun die körperliche Aktivität, das Essen mit anderen und den Genuss der Mahlzeiten am unteren Ende, gefolgt von einem sehr großen Spielraum für Obst, Gemüse, Vollkorn, Olivenöl, Nüsse, Bohnen, Hülsenfrüchte, Samen, Gewürze und Kräuter, die zu jeder Mahlzeit verzehrt werden. Darüber hinaus gibt es Fisch und andere Meeresfrüchte, die mindestens zweimal pro Woche verzehrt werden sollten. Es folgen Joghurt, Käse, Eier und Geflügel, die innerhalb einer Woche mehrfach verzehrt werden können. An der Spitze stehen immer noch Süßigkeiten und rotes Fleisch, die nur wenige Male im Monat verzehrt werden sollten. Schließlich wird empfohlen, viel Wasser und Wein in Maßen zu trinken.

Kapitel 5: Tipps zur erhöhten Gewichtsreduzierung

Lassen Sie niemals eine Mahlzeit ausfallen: Es mag zwar sinnvoll erscheinen, dass das Überspringen der gelegentlichen Mahlzeit die Gewichtsabnahme fördern soll, aber wenn Sie an einem bestimmten Tag weniger Kalorien essen, ist das Gegenteil der Fall. Der Grund dafür ist, dass Ihr Körper sich daran gewöhnt, über den Tag hinweg Kalorien aufzunehmen und zu verbrennen, die auf Ihrem durchschnittlichen Essverhalten basieren, und das Auslassen einer Mahlzeit könnte das Ergebnis Ihrer Arbeit zunichte macht. Anstatt wie erwartet Kalorien aufzunehmen und zu verbrennen, muss Ihr Körper jetzt das, was bereits vorhanden war, weiter ausdehnen, als er geplant hat, was bedeutet, dass er später aufholen muss. Das wiederum bedeutet, dass Sie an diesem Tag mehr Gewicht halten werden, wenn Sie diese Mahlzeit auslassen, und nicht weniger, da Ihr Körper versuchen wird, alles zu halten, was er kann, bis er genau weiß, was los ist.

Sie sollten Ihren Tag immer mit einem gesunden und nahrhaften Frühstück beginnen, da dies Ihren Stoffwechsel zu Beginn des Tages in Schwung bringt und ihn in der Gewohnheit hält, den ganzen Tag über kein zusätzliches Fett zu halten. Im Idealfall sollten Sie Ihren Tag in drei moderate Mahlzeiten und dann drei leichte Snacks aufteilen, so dass Sie etwa alle drei Stunden essen. Dadurch wird sichergestellt, dass Ihr Stoffwechsel, sobald er morgens in Schwung kommt, nicht mehr aufhört und insgesamt mehr Kalorien über den Tag verteilt verbrennt, als er es sonst tun würde. Es ist jedoch wichtig, bei dieser Strategie darauf zu achten, was Sie konsumieren, da die Wahl ungesunder Snacks jegliche Arbeit zunichte macht, die Sie mit der Einhaltung der Mittelmeerdiät verrichten.

Gewichte Training: Ihr Körper wird auf natürliche Weise mehr Fett verbrennen, wenn er voller Muskeln ist, statt nur mehr Fett. Je mehr Muskeln Sie also regelmäßig aufbauen, desto mehr Kalorien verbrennt Ihr Körper jeden Tag, auch im Ruhezustand. Die Muskeln verbrennen Fett, was bedeutet, dass Ihr Stoffwechsel auch dann zunimmt, wenn Ihre gesamte Muskelmasse höher ist. Das wiederum bedeutet, dass Sie, wenn Sie mit Krafttraining beginnen, das Fett wahrscheinlich schneller abschmelzen werden, als Sie denken, da Sie jetzt während des Trainings Fett verbrennen und dann mehr Fett als je zuvor verbrennen, sogar in Ruhe.

Um die Dinge auf die nächste Stufe zu bringen, werden Sie auch eine Mischung aus hochintensiven Trainingseinheiten zu Ihrem regelmäßigen Trainingsprogramm hinzufügen wollen. Diese hochintensiven Workouts dauern in der Regel 30 Minuten oder weniger und beinhalten zusätzlich zu den Gewichten einen schnellen Cardio-Stoß. Wenn Sie diese in zufälligen Abständen hinzufügen, wird es für Ihren Körper schwierig sein, die zusätzliche Anstrengung vorauszusehen, die Ihren Stoffwechsel auf Hochtouren bringt. Es ist jedoch wichtig, es nicht zu übertreiben, da ein Training mit hoher Intensität leicht zu Problemen führen kann.

Trinken Sie die richtigen koffeinhaltigen Getränke: Wenn Sie Kaffee und Tee ohne jegliche Zusätze konsumieren, können Sie Ihren Stoffwechsel in Schwung bringen. Das Einzige, was Sie jedoch niemals trinken sollten, ist Soda, auch wenn es keine Kalorien enthält. Die große Vielfalt an künstlichen Inhaltsstoffen in Diät-Soda kann eine Vielzahl von unvorhersehbaren Auswirkungen auf den Körper haben, unter anderem kann sie dazu führen, dass Sie Fett behalten, das Sie sonst schon verbrannt hätten. Anstatt sich an künstliche Stoffe zu klammern, sollten Sie sich auf Kräutertees wie Skinny Teatox konzentrieren, die Ihnen wirklich helfen können, die zusätzlichen Pfunde abzubauen. Dies ist der Fall, da die Kräuter in diesen Tees dafür bekannt sind, die Geschwindigkeit zu verbessern, mit der Ihr Körper Nahrung verstoffwechselt, und gleichzeitig die Reaktion der Fettzellen auf Zucker verringert. Schließlich sind sie auch dafür bekannt, dass sie die Reaktion der Fettzellen auf Insulin verbessern, was wiederum die Verdauung fördert und die allgemeine Funktionalität des Stoffwechsels erhöht.

Wenn es um Kaffee geht, sollten Sie ihn schwarz trinken, da die darin enthaltenen antioxidativen Katechine dem Stoffwechselsystem nachweislich einen Schub verleihen. Wenn Sie vor dem Training einen doppelten Espresso trinken, verbrennen Sie wahrscheinlich bis zu 20 Prozent mehr Kalorien als sonst. Sie werden einen gewissen Nutzen sehen, wenn Sie Ihre Tasse Kaffee auch direkt nach dem Training trinken, obwohl die Auswirkungen abgeschwächt werden.

Nehmen Sie sich Kälte an: Je mehr Energie Ihr Körper benötigt, um seine Temperatur zu normalisieren, desto höher bleibt Ihr Stoffwechsel in Betrieb. Im Wesentlichen bedeutet dies, dass Ihr Körper bei Kälte mehr Energie verbrennen muss, um seine Kerntemperatur zu erreichen. Je kälter es ist, wenn Sie trainieren, desto mehr schlechtes Fett werden Sie in der Zwischenzeit verbrennen. Sie können auf diese Weise auch Ihren Stoffwechsel steigern, indem Sie viel Eiswasser trinken und regelmäßig eiskalt duschen.

Trinken Sie mehr Wasser: Wasser ist ein entscheidendes Element des Lebens, und wie bei den meisten Aspekten der Funktionsweise des Körpers kann der Stoffwechsel ohne genügend Wasser nicht richtig funktionieren. Der durchschnittliche Mensch ist in mehr als 70 Prozent der Fälle stärker dehydriert, als er es sein sollte. Glauben Sie nicht, dass Sie in dieser Mehrheit sind? Fragen

Sie sich, ob Sie im Moment durstig sind. Wenn die Antwort ja ist, dann sind Sie bereits dehydriert. Im Idealfall sollten Sie versuchen, jeden Tag 3 Liter Wasser zu trinken. Hier wird von reinem Wasser gesprochen, Wasser mit Zusätzen oder Geschmack zählt nicht. Je mehr Sie an einem Tag zu sich nehmen können, desto reibungsloser läuft Ihr Stoffwechsel zu jeder Zeit und desto mehr Gewicht werden Sie jeden Tag verlieren.

Essen Sie mehr scharfes Essen: Das Capsaicin-Gewürz, das die Hitze in den meisten scharfen Lebensmitteln verursacht, ist auch dafür bekannt, dass es Ihren Stoffwechsel erhöht. Dies ist darauf zurückzuführen, dass der Verzehr von Capsaicin die Innentemperatur des Körpers erhöht, was bedeutet, dass er härter arbeiten muss, um mit der Außentemperatur auf gleichem Niveau zu bleiben. Wenn eine Mahlzeit scharf genug ist, um Sie ins Schwitzen zu bringen, dann wird sie in der Regel auch scharf genug sein, um Ihren Stoffwechsel anzuregen.

KAPITEL 6: 10 MEDITERRANE TOP-REZEPTE

1: Griechische Hühnernudeln

Dieses Rezept benötigt 15 Minuten für die Zubereitung, 15 Minuten zum Kochen und ergibt 6 Portionen.

Eiweiß: 32,6 Gramm
Kohlenhydrate: 70 Gramm
Fette: 11,4 Gramm
Kalorien: 488

Zutaten:

- Olivenöl (1 T)
- Rote Zwiebel (.5 c gehackt)
- Linguine (16 oz.)
- Pfeffer (nach Wunsch)
- Salz (nach Wunsch)
- Zitronen (2 verkeilt)
- Oregano (2 Teelöffel getrocknet)
- Zitronensaft (2 T)
- Petersilie (3 T gehackt)
- Feta-Käse (.5 c zerbröselt)
- Tomate (1 gehackt)
- Marinierte Artischockenherzen (14 oz. gehackt, abgetropft)
- Hühnerbrust (1 lb. in Würfel geschnitten)
- Knoblauch (2 Zehen zerdrückt)

Zubereitung:

1. Füllen Sie einen großen Topf mit Wasser und einer Prise

Salz, bevor Sie ihn auf den Herd mit hoher Hitzestufe stellen. Sobald das Wasser kocht, geben Sie die Nudeln hinein und lassen Sie sie kochen, bis sie noch nicht fest sind, aber gerade anfangen, weich zu werden, was etwa 8 Minuten dauern sollte.

2. Geben Sie das Olivenöl in eine Pfanne, bevor Sie es auf einen auf hohe/mittlere Hitze gedrehten Herd geben. Geben Sie den Knoblauch und die Zwiebel in die Pfanne und lassen Sie sie etwa 2 Minuten kochen, bis alles anfängt, zu duften.

3. Mischen Sie das Hähnchen unter und rühren Sie regelmäßig um, bis das Hähnchen nicht mehr rosa ist und der gesamte Saft klar ist; dies sollte etwa 5 Minuten dauern. Das Huhn sollte am Ende eine Temperatur von 165 F haben.

4. Drehen Sie den Herd auf eine niedrige/mittlere Hitze, bevor Sie die Nudeln, Oregano, Zitronensaft, Petersilie, Fetakäse, Tomaten- und Artischockenherzen hinzufügen. Lassen Sie die Zutaten unter Rühren etwa 2 Minuten kochen.

5. Die Pfanne vom Herd nehmen, nach Wunsch würzen und vor dem Servieren mit der Zitrone garnieren.

2: Feta- und Spinatauflauf

Dieses Rezept benötigt 10 Minuten für die Zubereitung, 12 Minuten zum Kochen und ergibt 6 Portionen.

Eiweiß: 11,6 Gramm
Kohlenhydrate: 41,6 Gramm
Fette: 17,1 Gramm
Kalorien: 350

Zutaten:

- Pfeffer (nach Wunsch)
- Salz (nach Wunsch)
- Natives Olivenöl extra (2 T)
- Parmesankäse (2 T)
- Feta-Käse (.5 c zerbröselt)
- Champignons (in 4 Scheiben geschnitten)
- Spinat (1 Bund gehackt, gespült)
- Roma-Tomaten (2 gehackt)
- Vollkornpita (6, 6 in.)
- Sonnengetrockneter Tomaten-Peso (6 oz.)

Zubereitung:

1. Stellen Sie sicher, dass Ihr Ofen auf 350F erhitzt ist.
2. Decken Sie eine Seite jeder Pita mit dem sonnengetrockneten Tomatenpeso ab, bevor Sie sie mit der Vorderseite nach oben auf ein Backblech legen. Mit Pilzen, Spinat und Tomaten belegen, dann den Parmesan und den Feta-Käse hinzufügen und mit Olivenöl und den gewünschten Gewürzen belegen.
3. Legen Sie das Backblech in den Ofen und lassen Sie die Pita knusprig backen, was etwa 10 Minuten dauern sollte.

4. Die Pita vor dem Servieren vierteln.

3: Weiße Bohnen, Tomaten und griechische Pasta

Dieses Rezept benötigt 10 Minuten für die Zubereitung, 15 Minuten zum Kochen und ergibt 4 Portionen.

Eiweiß: 23,4 Gramm
Kohlenhydrate: 79 Gramm
Fette: 5,9 Gramm
Kalorien: 460

Zutaten:

- Pfeffer (nach Wunsch)
- Salz (nach Wunsch)
- Feta-Käse (.5 c zerbröselt)
- Penne-Nudeln (8 oz.)
- Spinat (10 oz. gehackt, gewaschen)
- Cannellini-Bohnen (19 oz. gespült, abgetropft)
- Tomaten nach italienischer Art (14,5 Unzen in Würfel geschnitten)

Zubereitung:

1. Füllen Sie einen großen Topf mit Wasser und einer Prise Salz, bevor Sie ihn auf den Herd bei hoher Hitze stellen. Sobald das Wasser kocht, geben Sie die Nudeln hinein und lassen Sie sie kochen, bis sie gerade anfangen, weich zu werden, was etwa 8 Minuten dauern sollte.
2. Während die Nudeln kochen, fügen Sie das Olivenöl in eine Pfanne, bevor Sie diese auf den Herd bei hoher Hitze stellen. Die Bohnen und die Tomaten dazugeben und alles

aufkochen lassen. Danach die Hitze auf niedrige/mittlere Stufe reduzieren und alles 10 Minuten kochen lassen.

3. Den Spinat dazugeben und 2 Minuten oder bis zum Welken kochen lassen, dabei regelmäßig umrühren.
4. Nudeln auf den Teller geben und vor dem Servieren mit der Soße und dem zerbröckelten Feta bestreuen.

4: Cannellini-Bohnen und Nudeln

Dieses Rezept benötigt 5 Minuten für die Zubereitung, 20 Minuten zum Kochen und ergibt 8 Portionen.

Eiweiß: 8,2 Gramm
Kohlenhydrate: 30,5 Gramm
Fette: 4,2 Gramm
Kalorien: 185

Zutaten:

- Pfeffer (nach Wunsch)
- Salz (nach Wunsch)
- Nudeln aus Muscheln (.25 lbs.)
- Basilikum (1 Teelöffel)
- Petersilie (.25 c)
- Cannellini-Bohnen (15 oz.)
- Natriumarme Hühnerbrühe (3 c)
- Tomaten (14,5 oz. geschmort)
- Knoblauch (3 Zehen gehackt)
- Zwiebel (1 c gehackt)
- Natives Olivenöl extra (2 T)

Zubereitung:

1. Geben Sie das Öl in einen holländischen Ofen, der mindestens 4 Liter groß ist, bevor Sie es auf einen Herd mit mittlere Hitze stellen. Nach dem Erwärmen Knoblauch und Zwiebeln dazugeben und ca. 5 Minuten oder bis die Zwiebel schön zart ist, kochen lassen.
2. Basilikum, Petersilie, Hühnerbrühe, Tomaten und Cannellini-Bohnen untermischen und nach Belieben würzen, bevor man die Hitze hoch dreht und alles aufkochen lässt. Lassen Sie alles 60 Sekunden kochen, drehen Sie dann die Hitze auf niedrig/mittel und lassen Sie alles 10 Minuten zugedeckt im Ofen köcheln.
3. Die Nudeln untermischen und alles etwa 10 Minuten köcheln lassen, bis die Nudeln extrem zart sind.

5: Sizilianische Spaghetti

Dieses Rezept benötigt 10 Minuten für die Zubereitung, 5 Minuten zum Kochen und ergibt 8 Portionen.

Eiweiß: 12,4 Gramm
Kohlenhydrate: 53,6 Gramm
Fette: 9,8 Gramm
Kalorien: 355

Zutaten:

- Pfeffer (nach Wunsch)
- Salz (nach Wunsch)
- Natives Olivenöl extra (2 T)
- Parmesankäse (4 T gerieben)
- Petersilie (1 c)
- Brotkrumen (1 c)
- Sardellenfilets (2 Unzen gehackt)

- Knoblauch (3 Zehen zerdrückt)
- Olivenöl (4 T)
- Spaghetti (1 lb.)

Zubereitung:

1. Füllen Sie einen großen Topf mit Wasser und einer Prise Salz, bevor Sie ihn auf den Herd bei hoher Hitze stellen. Sobald das Wasser kocht, geben Sie die Nudeln dazu und lassen Sie sie ca. 8 Minuten kochen, bis sie bissfest sind. Die Nudeln abtropfen lassen und beiseite stellen.
2. Während die Nudeln kochen, fügen Sie das Olivenöl in eine Pfanne, bevor Sie sie auf einen auf hohe/mittlere Hitze gestellten Herd platzieren. Knoblauch und Sardellen in die Pfanne geben und unter ständigem Rühren ca. 2 Minuten kochen lassen.
3. Geben Sie das Paniermehl dazu, bevor Sie die Hitze auf des Herds ausschalten. Die Petersilie hinzugeben und nach Belieben würzen, bevor sie gut vermischt wird.
4. Die Nudeln und die Sauce zusammenwerfen und vor dem Servieren mit Käse belegen.

6: Brokkoli und Cavatelli

Dieses Rezept benötigt 10 Minuten für die Zubereitung, 20 Minuten zum Kochen und ergibt 12 Portionen.

Eiweiß: 10,2 Gramm
Kohlenhydrate: 47,6 Gramm
Fette: 10,3 Gramm
Kalorien: 317

Zutaten:

- Pfeffer (nach Wunsch)
- Salz (nach Wunsch)
- Natives Olivenöl extra (.5 c)
- Parmesankäse (2 T)
- Rote Paprikaflocken (1 Teelöffel)
- Cavatelli-Nudeln (1,5 lbs.)
- Knoblauch (3 Zehen gehackt)
- Brokkoli (3 Köpfe Röschen)

Zubereitung:

1. Füllen Sie einen großen Topf mit Wasser, bevor Sie den Brokkoli hineingeben und ihn auf den, auf hohe Hitze eingestellten, Herd begeben. Lassen Sie den Brokkoli etwa 5 Minuten lang blanchieren, bevor Sie ihn abtropfen und beiseite stellen.
2. Füllen Sie den großen Topf mit Wasser und einer Prise Salz nach, bevor Sie ihn auf den, auf hohe Hitze eingestellten, Herd begeben. Sobald das Wasser kocht, die Nudeln hineingeben und ca. 8 Minuten kochen lassen, bis sie al dente sind. Nach dem Kochen abtropfen lassen und in eine große Servierschüssel geben.

3. Während die Nudeln kochen, fügen Sie das Olivenöl in eine Pfanne, bevor Sie diese auf den, auf hohe Hitze eingestellten, Herd begeben. Legen Sie den Knoblauch in die Pfanne und lassen Sie ihn anbraten, bis er einen goldenen Farbton annimmt, achten Sie darauf, dass er nicht anbrennt. Den Brokkoli untermischen und etwa 10 Minuten kochen lassen, dabei gelegentlich umrühren, der Brokkoli sollte etwas zart, aber immer noch weitgehend knusprig sein.
4. Den Brokkoli mit den Nudeln vermengen und gut würzen. Vor dem Servieren mit Parmesankäse bestreuen.

7: Shrimps und Penne

Dieses Rezept benötigt 10 Minuten für die Zubereitung, 20 Minuten zum Kochen und ergibt 8 Portionen.

Eiweiß: 24,5 Gramm
Kohlenhydrate: 48,5 Gramm
Fette: 8,5 Gramm
Kalorien: 385

Zutaten:

- Pfeffer (nach Wunsch)
- Salz (nach Wunsch)
- Natives Olivenöl extra (2 T)
- Parmesankäse (1 c gerieben)
- Garnelen (1 lb. gehackt, geschält)
- Tomaten (29 Unzen in Würfel geschnitten)
- Weißwein (.25 c)
- Knoblauch (1 T gehackt)
- Rote Zwiebel (.25 c)

- Olivenöl (2 T)
- Penne-Nudeln (16 oz.)

Zubereitung:

1. Füllen Sie den großen Topf mit Wasser und einer Prise Salz nach, bevor Sie ihn auf den, auf hohe Hitze eingestellten, Herd begeben. Sobald das Wasser kocht, geben Sie die Nudeln hinein und lassen sie etwa 8 Minuten kochen, bis sie al dente sind.

2. Geben Sie das Olivenöl in eine Pfanne, bevor Sie es auf einen auf hohe/mittlere Hitze gedrehten Herd geben. Knoblauch und Zwiebel in die Pfanne geben und kochen lassen, bis die Zwiebel anfängt, weich zu werden. Geben Sie den Wein zusammen mit den Tomaten hinzu und lassen Sie alles 10 Minuten kochen, wobei Sie regelmäßig umrühren.

3. Die Garnelen dazugeben und 5 Minuten kochen lassen. Vor dem Servieren mit den Nudeln schwenken und mit Parmesankäse belegen.

8: Mittelmeer-Falafel

Dieses Rezept benötigt 20 Minuten für die Zubereitung, 20 Minuten zum Kochen und ergibt 4 Portionen.

Eiweiß: 11,4 Gramm
Kohlenhydrate: 39,3 Gramm
Fette: 9,3 Gramm
Kalorien: 281

Zutaten:

- Pfeffer (nach Wunsch)
- Natives Olivenöl extra (2 T)
- Allzweckmehl (1 T)
- Backpulver (.25 T)
- Salz (.25 Teelöffel)
- Koriander (.25 Teelöffel gemahlen)
- Kreuzkümmel (1 Teelöffel gemahlen)
- Knoblauch (3 Zehen gehackt)
- Petersilie (.25 c gehackt)
- Kichererbsen (15 oz. abgetropft, gespült)
- Zwiebel (.25 c gehackt)

Zubereitung:

1. Legen Sie die gehackte Zwiebel in ein Käsetuch und drücken Sie sie so stark wie möglich aus, um überschüssiges Wasser zu entfernen.
2. Geben Sie Backpulver, Salz, Koriander, Kreuzkümmel, Knoblauch, Petersilie und Kichererbsen in Ihre Küchenmaschine und verarbeiten Sie sie, bis das Ergebnis püriert, aber noch etwas grob ist.
3. In einer Rührschüssel kombinieren Sie die Zutaten aus der

Küchenmaschine zusammen mit der Zwiebel und vermischen sie gut, bevor Sie das Ei zusammen mit dem Mehl hinzufügen. Gut mischen und den Teig zu Fladen formen.

4. Stellen Sie sicher, dass Ihr Ofen auf 400F vorgeheizt wurde.

5. Geben Sie das Olivenöl während der Erwärmung des Ofens in Ihre ofensichere Pfanne und stellen Sie es bei hohe/mittlere Hitze auf den Herd. Fügen Sie die Teigtaschen in die Pfanne und lassen Sie sie ca. 2,5 Minuten pro Seite braten, oder bis sie eine goldbraune Farbe annehmen.

6. Nehmen Sie die Pfanne vom Herd und stellen Sie sie in den Ofen. Lassen Sie die Falafel ca. 10 Minuten oder bis sie ganz warm sind, kochen.

7. Mit Fladenbrot und Tzatziki servieren und genießen.

9: Flunder mit Kapern, Oliven und Tomaten

Dieses Rezept benötigt 20 Minuten für die Zubereitung, 20 Minuten zum Kochen und ergibt 4 Portionen.

Eiweiß: 24,4 Gramm
Kohlenhydrate: 8,2 Gramm
Fette: 15,4 Gramm
Kalorien: 282

Zutaten:

- Pfeffer (nach Wunsch)
- Natives Olivenöl extra (2 T)
- Basilikum (6 Blätter gerissen)
- Flunder (1 lb. Filets)
- Parmesankäse (3 T gerieben)
- Basilikum (6 Blätter gehackt)
- Zitronensaft (1 Teelöffel frisch)

- Kapern (.25 c)
- Weißwein (.25 c)
- Kalamata-Oliven (24 gehackt, entkernt)
- Italienische Würze (1 Prise)
- Knoblauch (2 gehackte Zehen)
- Spanische Zwiebel (.5 gehackt)
- Tomaten (5 gespült)

Zubereitung:

1. Stellen Sie sicher, dass Ihr Ofen auf 425F erhitzt ist.
2. Füllen Sie den großen Topf mit Wasser und einer Prise Salz nach, bevor Sie ihn auf den, auf hohe Hitze eingestellten, Herd begeben. Sobald das Wasser kocht, fügen Sie die Tomaten hinzu, bevor Sie sie gleich wieder herausziehen. Achten Sie darauf, dass Sie eine Schüssel mit kaltem Wasser bereit haben, in die Sie die Tomaten einfüllen können. Sobald sie abkühlen, entfernen Sie die Haut vor dem Zerkleinern.
3. Geben Sie das Olivenöl in die Pfanne, bevor Sie die Pfanne auf den Herd bei mittlere Hitze stellen. Geben Sie die Zwiebel dazu und lassen Sie sie etwa 5 Minuten kochen, bis sie weich ist. Das italienische Gewürz, den Knoblauch und die Tomaten hinzugeben und alles ca. 6 Minuten kochen lassen.
4. Die Hälfte des Basilikums, den Zitronensaft, die Kapern, den Wein und die Oliven hinzugeben, bevor die Hitze heruntergedreht und der Parmesankäse untergemischt wird. Lassen Sie alles etwa 15 Minuten kochen bis sich sich eine dicke Soße gebildet hat.
5. Geben Sie die Flunder in eine Auflaufform, bevor Sie die Soße und die Basilikumblätter darauf verteilen.
6. Legen Sie die Form in den Ofen und lassen Sie sie etwa 10

Minuten kochen, bis sich das Fleisch des Fisches mit einer Gabel leicht zerteilen lässt.

10: Costa Brava

Dieses Rezept benötigt 10 Minuten für die Zubereitung, 25 Minuten zum Kochen und ergibt 10 Portionen.

Eiweiß: 28,6 Gramm
Kohlenhydrate: 17,6 Gramm
Fette: 6,1 Gramm
Kalorien: 239

Zutaten:

- Pfeffer (nach Wunsch)
- Natives Olivenöl extra (2 T)
- Rote Paprika (1 in dünne Scheiben geschnitten)
- Wasser (2 T)
- Maisstärke (2 T)
- Salsa (.5 c)
- Schwarze Oliven (2 c)
- Geschmorte Tomaten (14,5 Unzen)
- Gelbe Zwiebel (1 geviertelt)
- Knoblauch (2 Zehen gehackt)
- Zimt (1 Teelöffel)
- Kreuzkümmel (1 Teelöffel)
- Hühnerbrüste (5 halbiert)
- Ananasstücke (20 oz.)

Zubereitung:

1. Die Ananas abtropfen lassen, aber den Saft aufbewahren. Salz

darüber streuen.

2. Geben Sie das Öl in eine Pfanne, bevor Sie es auf den Herd bei hohe/mittlere Hitze stellen. Geben Sie das Hühnerfleisch, vorher mit Zimt und Kreuzkümmel gewürzt, hinein. Die Zwiebel und den Knoblauch untermischen und alles ca. 5 Minuten kochen lassen.

3. Die Salsa, Oliven, Tomaten und Ananassaft untermischen. Decken Sie die Pfanne zu und reduzieren Sie die Hitze, um alles ca. 25 Minuten köcheln zu lassen.

4. Nachdem die Zutaten fertig gekocht sind, Wasser und Maisstärke verrühren und in den Pfannensaft geben. Mischen Sie die Paprika unter und lassen Sie die Pfanne köcheln, bis sie eine Sauce bildet. Die Ananasstücke untermischen und warm köcheln lassen, bis sie warm sind.

5. Vor dem Servieren das Hühnerfleisch mit der Soße übergießen.

Zusammenfassung

Ich danke Ihnen, dass Sie es bis zum Ende dieses Buches geschafft haben. Hoffen wir, dass es informativ war und Ihnen alle Werkzeuge zur Verfügung gestellt hat, die Sie benötigen, um Ihre Ziele zu erreichen, was immer diese sein mögen.

Der nächste Schritt ist es, einige dieser großartigen Rezepte in Ihrem eigenen Haus zu verwenden.